AF143627

Marcus D. Adams

L'Argent Colloïdal - L'Antibiotique Naturel

L'Alternative Holistique Aux Antibiotiques Nouveau Découvert

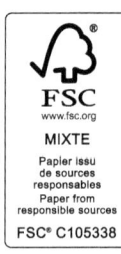

Edition : BoD - Books on Demand

12/14 rond-point des Champs Elysées

75008 Paris

Imprimé par BoD – Books on Demand, Norderstedt

ISBN : 978-2-3221-3265-2

Dépôt légal : 03/2017

4

Introduction

En achetant ce livre, vous accepter entièrement cette clause de non-responsabilité.

Aucun conseil

Le livre contient des informations. Les informations ne sont pas des conseils et ne devraient pas être traités comme tels.

Si vous pensez que vous souffrez de n'importe quel problème médicaux vous devriez demander un avis médical. Vous ne devriez jamais tarder à demander un avis médical, ne pas tenir compte d'avis médicaux, ou arrêter un traitement médical à cause des informations de ce livre.

Pas de représentations ou de garanties

Dans la mesure maximale permise par la loi applicable et sous réserve de l'article ci-dessous, nous avons enlevé toutes représentations, entreprises et garanties en relation avec ce livre.

Sans préjudice de la généralité du paragraphe précédent, nous ne nous engageons pas et nous ne garantissons pas :

• Que l'information du livre est correcte, précise, complète ou non-trompeuse ;

• Que l'utilisation des conseils du livre mènera à un résultat quelconque.

Limitations et exclusions de responsabilité

Les limitations et exclusions de responsabilité exposés dans cette section et autre part dans cette clause de non-responsabilité : sont soumis à l'article 6 ci-dessous ; et de gouverner tous les passifs découlant de cette clause ou en relation avec le livre, notamment des responsabilités découlant du contrat, en responsabilités civiles (y compris la négligence) et en cas de violation d'une obligation légale.

Nous ne serons pas responsables envers vous de toute perte découlant d'un événement ou d'événements hors de notre contrôle raisonnable.

Nous ne serons pas responsable envers vous de toutes pertes d'argent, y compris, sans limitation de perte ou de dommages de profits, de revenus, d'utilisation, de production, d'économies prévues, d'affaires, de contrats, d'opportunités commerciales ou de bonne volonté.

Nous ne serons responsables d'aucune perte ou de corruption de données, de base de données ou de logiciel.

Nous ne serons responsables d'aucune perte spéciale, indirecte ou conséquente ou de dommages.

Exceptions

Rien dans cette clause de non-responsabilité doit : limiter ou exclure notre responsabilité pour la mort ou des blessures résultant de la négligence ; limiter ou exclure notre responsabilité pour fraude ou représentations frauduleuses ; limiter l'un de nos passifs d'une façon qui ne soit pas autorisée par la loi applicable ; ou d'exclure l'un de nos passifs, qui ne peuvent être exclus en vertu du droit applicable.

Dissociabilité

Si une section de cette cause de non-responsabilité est déclarée comme étant illégal ou inacceptable par un tribunal ou autre autorité compétente, les autres sections de cette clause demeureront en vigueur.

Si tout contenu illégal et / ou inapplicable serait licite ou exécutoire si une partie d'entre elles seraient supprimées, cette partie sera réputée à être supprimée et le reste de la section restera en vigueur.

7

L'Argent Colloïdal

Au fil des années, les capacités médicales de l'argent colloïdal ont indéniablement grandi de plus en plus. Cette solution a été en existence pendant des siècles. Les bactéries mortelles, comme l'anthrax et le VIH, et les organismes résistants aux antibiotiques, comme le staphylocoque et pseudomonas, seraient détruits par l'argent colloïdal. Les risques d'utiliser l'argent colloïdal sont minimes comparativement à de nombreux médicaments modernes, et les effets secondaires sont très rares.

L'argent colloïdal a également été utilisé pour le traitement de l'eau, en fait, la National Aeronautics and Space Administration (Administration nationale de l'aéronautique et de l'espace) a utilisé l'argent colloïdal comme un moyen de purifier l'eau dans l'espace, en évitant l'utilisation de chlore.

Malgré les nombreuses utilisations de l'argent colloïdal, la Food and Drug Administration des États-Unis (Agence américaine des produits alimentaires et médicamenteux) n'a pas levé l'interdiction imposée il y a quelques années. Il n'y a pas eu d'entreprises pharmaceutiques prêtes à venir appuyer le financement d'un produit breveté impliquant l'argent colloïdal. Des études ont montré que les marges de profit pour l'élaboration d'un produit d'argent colloïdal ne seraient pas de la peine pour les entreprises. Le financement de la recherche pour le développement continu du produit serait trop coûteux. Et il y a eu des divers générateurs d'argent colloïdal développés qui pourraient vous permettre de créer votre propre argent colloïdal à la maison.

En outre, il n'y a pas d'effets médicamenteux prouvés lors de l'utilisation de l'argent, donc il est très difficile d'élaborer une recommandation sur l'utilisation appropriée de l'argent colloïdal. On ne sait pas comment l'organisme réagit à l'argent à une dose donnée.

Pour illustrer ceci, imaginons que vous avez un mal de tête. Vous savez que vous pouvez prendre deux aspirines et vous serez soulagé. Mais avec l'argent colloïdal, il est impossible de dire combien vous avez besoin de prendre. Pour certaines personnes, une cuillère à café suffit. Mais pour d'autres, beaucoup d'onces dans une période de 45 minutes, d'heures ou même des jours sont nécessaires juste pour soulager un mal de gorge, par exemple. Le dosage de l'apport varie d'une personne à l'autre, même sur le même lot.

C'est Quoi
l'Argent Colloïdal ?

L'argent colloïdal est un liquide, complètement naturel, un agent qui lutte contre l'infection à large spectre que l'on trouve dans presque chaque magasin d'aliments en Amérique du Nord. Il est fait par un simple procédé électromagnétique qui tire les particules microscopiques de l'argent d'une plus grande pièce d'argent pur immergée dans l'eau. Ces minuscules particules d'argent sont maintenues en suspension dans la solution obtenue par la charge électrique sur chaque atome. Lorsqu'elles sont ingérées, elles voyagent dans tout votre corps comme tout autre minéral avant d'être excrétées par la voie normale d'élimination. Mais lorsqu'elles rentrent en contact avec des poches d'infection dans votre corps, elles tuent presque tous les micro-organismes pathogènes dans le voisinage, entraînant une guérison rapide.

100 ans d'histoire médicale - Le simple processus de production de l'argent colloïdal a été élaboré peu après l'exploitation de l'électricité par Edison en 1892. Il a ensuite été utilisé pendant des décennies par les médecins, sous une variété de noms de marque, comme un agent de lutte contre l'infection naturelle. Mais il est tombé d'une utilisation répandue après l'avènement de la prescription des antibiotiques dans les années 40. Puis, dans le milieu des années 70, elle a connu un regain de popularité après que les médecins ont découvert que de nombreux agents pathogènes ont développé de l'immunité à la prescription des antibiotiques. Selon Jim Powell, rédacteur scientifique, dans le numéro du mois de mars 1978 de Science Digest, "Grâce à la recherche révélatrice,

l'argent ré-émerge comme un miracle de la médecine moderne. Un antibiotique tue peut-être une demi-douzaine de différents organismes de maladie, mais l'argent tue quelque 650. Les souches résistantes ne parviennent pas à se développer. En outre, l'argent est pratiquement non toxique."

Dans les années 80, le Dr Robert O. Becker, MD, a noté le chercheur biomédical de l'Université médicale de Syracuse, et auteur du best-seller The Body Electric, découvrit une corrélation évidente entre de faibles niveaux d'argent dans le corps et la maladie. Il a écrit que la carence en argent est souvent responsable du mauvais fonctionnement du système immunitaire. Au sujet de la profonde capacité d'argent métallique pour contrôler l'infection, le Dr Becker a dit, "l'ensemble des organismes que nous avons testés étaient sensibles à l'ion argent généré électriquement, y compris certains qui étaient résistants à tous les antibiotiques connus." En ce qui concerne la sécurité de l'argent, dit-il, "en aucun cas a des effets secondaires indésirables étés apparents pendant le traitement d'argent."

Le Dr Becker avait simplement redécouvert ce que l'on sait depuis le début des années 1900. En effet, en 1919, Alfred Searle, fondateur de la firme pharmaceutique Searle, avait écrit, "L'application d'argent colloïdal à des sujets humains a été fait dans un grand nombre de cas avec des résultats de succès étonnants... il a l'avantage d'être rapidement fatale aux parasites sans action toxique sur son hôte, il est très stable. Il protège des lapins de dix fois la dose létale de tétanos ou de toxine diphtérique."

Comment Ça Marche ? - Les scientifiques disent que l'argent colloïdal fonctionne en trois manières puissantes : Tout d'abord, il fonctionne comme un catalyseur, désactivant l'enzyme que les bactéries unicellulaires, les champignons et les virus utilisent pour la respiration et le métabolisme. Deuxièmement, tout comme le fer, c'est un puissant vecteur de l'oxygène. Lorsqu'il entre en contact avec un microbe, il libère une "explosion" d'oxygène tout comme l'eau oxygénée, qui tue l'agent pathogène. Troisièmement, une toute nouvelle recherche a montré que dans les cas plus sévères telles que les infections virales, les particules d'argent minuscules se fixent simplement à l'ADN du virus et l'empêcher de se reproduire. Pas de réplication signifie aucune propagation d'infection !

Contrairement aux antibiotiques, des souches résistantes n'ont jamais été connus pour développer de la résistance à l'argent. En fait, les experts disent que très peu de microbes pathogènes testés ont été en mesure de vivre dans la présence même d'infimes traces d'argent pour très longtemps.

Quelles Sont Les Choses Pour lesquelles l'Argent Colloïdal Peut Etre Utilisé ? - Voici une courte liste de maladies pour lesquelles l'argent colloïdal a été utilisé avec succès, d'après les textes médicaux historiques : l'acné, les allergies, l'appendicite, l'arthrite, la peste bubonique, brûlures (l'argent topique est l'un des rares traitements qui peuvent garder les patients de brûlures graves en vie), le cancer, Candida albicans, le choléra, la fatigue chronique, rhume et grippe, conjonctivite, l'orgelet et d'autres infections oculaires, le diabète, la gonorrhée, la fièvre des foins, l'herpès, la lèpre, leucémie, lupus, lymphangite, maladie de Lyme, le paludisme, la méningite, la pneumonie, le rhumatisme, la teigne, la scarlatine, les infections des oreilles, de la bouche et de la gorge, zona, cancer de la peau, le staphylocoque, le streptocoque, la syphilis, la toxémie, le pied des tranchées, certains virus, les verrues et les ulcères de l'estomac.

En vacances ? - L'argent colloïdal peut également être utilisé pour purifier l'eau potable. La plupart des experts recommandent l'ajout d'une ou deux onces d'argent colloïdal par gallon pour garder l'eau potable exempte de germes. Les experts ont également dit que l'argent colloïdal utilisé en interne est l'un des meilleurs antidotes contre les intoxications alimentaires. Selon certains chercheurs, prendre une once toutes les 10 minutes tout au long de la journée jusqu'à la disparition des symptômes. Ne pas aller en vacances sans l'argent colloïdal !

Comment est-il utilisé ? -- L'argent colloïdal est le plus souvent ingéré oralement, mais il peut aussi être pulvérisé à l'externe sur des coupures ou des brûlures pour prévenir l'infection et à accélérer la guérison. Des millions d'américains boivent à partir d'une cuillère à soupe à une once chaque matin comme un supplément minéral quotidien, pour aider à renforcer l'immunité et prévenir l'infection. D'autres l'utilisent uniquement lorsqu'ils sont malades. Les gens ont été connus pour prendre autant de quatre à 12 onces par jour, ou parfois même plus. Les utilisateurs disent qu'il va généralement éliminer une infection légère à modérée en quelques jours seulement, alors des infections plus graves peuvent prendre plus de temps. (Consultez toujours un praticien de soins de santé autorisé pour des graves problèmes de santé.)

Où Peut-il Etre Trouvé ? L'argent colloïdal est largement disponible dans les magasins d'aliments naturels ou sur l'internet. Il y a littéralement des milliers de fournisseurs à travers les États-Unis et le Canada, offrant une gamme de produits d'argent colloïdal à 30$ pour une petite bouteille de 4 onces. C'est un peu cher. Heureusement, vous n'avez pas à dépenser beaucoup d'argent pour profiter de l'avantage de guérison phénoménale d'argent colloïdal. Pourquoi ? Parce que vous pouvez très facilement créer votre propre argent colloïdal de haute qualité, à la maison, pour environ trente-six centimes par litre, à l'aide d'un appareil électronique sûr, simple appelé un générateur d'argent colloïdal.

Quelques Applications Courantes de l'Argent Colloïdal

L'argent colloïdal est fondamentalement une suspension de liquide composée de particules d'argent microscopiques. Malgré le fait que l'argent a été utilisé pour diverses exigences à travers toute l'histoire de l'humanité, au cours des quelques dernières années, la science a identifié de nombreuses nouvelles utilisations pour cette substance.

Dans les temps anciens, lorsque les personnes ont commencé à utiliser l'argent pour des raisons de santé, il était essentiellement utilisé pour la préservation des fluides essentiels comme le vin et le lait, qui très probablement contribue à expliquer pourquoi les gens de l'époque moderne, utilisent toujours une sorte de cette substance pour des raisons similaires. À un moment donné, les gens ont même mis de l'argent dans des bouteilles de lait pour l'empêcher de gâter pour une plus longue période. L'argent colloïdal, même aujourd'hui, peut être utilisé avec de l'eau de la même façon.

Une autre utilisation médicale de l'argent colloïdal peut être pour le traitement des brûlures. La substance contient le potentiel de guérir les brûlures sans laisser de cicatrice. L'argent colloïdal n'a pas de réactions indésirables que ce soit lorsqu'il est utilisé pour l'objectif de soigner les brûlures. L'un des plus importants concepts de la médecine est que les traumatismes, en particulier ceux qui sont ouverts, doivent être maintenus parfaitement propres et exempt de germes. C'est la raison pour laquelle les professionnels de la santé ont été à la recherche du meilleur moyen de maintenir un environnement sans germes pendant une longue période. Avant même que la première solution antibactérienne soit obtenue ou inventée, les substances de nettoyage similaires à l'argent colloïdal ont été utilisées pour réaliser cette condition préalable d'un traitement médical.

L'argent colloïdal est également répandu sur les déchets ainsi que d'autres matériels résiduels. L'utilisation appropriée de la substance diminue l'odeur désagréable de tels objets en décomposition. Il peut également éliminer de manière adéquate les éléments tels que les bactéries de salmonelle et E. Coli des serviettes et éponges de l'espace de cuisson. Pour cette raison, cela aidera à empêcher l'intoxication alimentaire et une infection gastro-intestinale. La substance peut également être incluse avec les repas qui sont en conserve ou en bouteille pour l'objectif de l'entreposage. Cela vous permettra de garder des bactéries hors de la nourriture et de la conserver saine et nutritive pour une longue période de temps. De la même façon, il est intégré au lait et jus car il permet de réduire la fermentation sur un certain laps de temps.

À certains égards, l'argent colloïdal peut être utilisé de la même façon que du peroxyde. Cela signifie simplement que vous serez en mesure de l'appliquer sur l'acné et bouton sur votre visage. Les personnes souffrant de pied d'athlète peuvent bénéficier de l'argent colloïdal. La pulvérisation de l'intérieur de vos chaussures lors de l'utilisation de la substance va aider à ralentir la propagation des champignons. La substance offre également le potentiel de combattre les pellicules et réduire les rougeurs sur la peau. L'argent colloïdal est une substance qui a besoin d'être exploitée par les humains. Il est regrettable que seul un nombre restreint d'individus sont actuellement au courant de ce qu'il peut contribuer à leur vie quotidienne, d'être un superbe complément aux marchandises utilisées dans la salle de bains pour l'hygiène quotidien étant un produit de base dans l'armoire à pharmacie pour les conditions comme le mal de gorge.

Lorsqu'il est utilisé comme remède pour protéger contre les rhumes et la grippe, il peut considérablement réduire le temps de récupération. Il fonctionne de la même manière pour d'autres maladies telles que la pneumonie et d'autres infections respiratoires. Les médecins ont même utilisé l'argent colloïdal pour guérir les maladies oculaires. Il faut toujours savoir que le volume précis de l'argent qui doit être utilisé pour chaque but diffère. Donc l'on ne doit pas expérimenter avec la substance sur ses propres plutôt que d'obtenir l'aide.

Comment Est-ce Que l'Argent Colloïdal Peut Vous Aider ?

L'argent est l'un des substances antibiotiques les plus universelles. Lorsqu'il est administré dans la forme colloïdale, il est à tous fins pratiques, non toxique. L'argent a été prouvé d'être utile contre des centaines de maladies infectieuses. Bien que le mécanisme exact pour les effets antimicrobiens éprouvés de l'argent colloïdal soit inconnu, la théorie la plus acceptée est que l'argent colloïdal désactive l'enzyme spécifique que de nombreuses formes de bactéries, virus et champignons utilisent pour leur métabolisme.

L'argent colloïdal est le résultat d'un procédé électromagnétique qui tire les particules microscopiques d'une plus grande pièce d'argent dans un liquide comme l'eau. Ces particules microscopiques peuvent pénétrer plus facilement et bougent dans tout le corps. La colloïdale fonctionne comme un catalyseur, désactivant l'enzyme que toutes les bactéries unicellulaires et les virus utilisent pour leur métabolisme d'oxygène. Bref, les mauvais gars suffoquent. Contrairement aux antibiotiques, les souches résistantes n'ont jamais été connus de se développer. En fait, les antibiotiques ne sont efficaces que contre peut-être une douzaine de formes de bactéries et champignons, mais jamais les virus. Parce qu'aucun organisme pathogène ne peut vivre dans la présence même d'infimes traces de l'élément chimique argent métallique, l'argent colloïdal est efficace contre plus de 650 pathogènes de maladies différentes.

Les propriétés antibactériennes de l'argent colloïdal discutées ci-dessus ont été trouvées par des scientifiques au début des années 1900. Cependant, la découverte des antibiotiques à presque conduit à la disparition de l'argent colloïdal. Le retour de l'argent colloïdal en médecine a commencé dans les années 1970. Le feu Dr. Carl Moyer, président du département de la chirurgie de l'Université de Washington, a reçu une subvention pour développer de meilleurs traitements pour les victimes de brûlures. Dr. Margraf, le chef biochimiste, a travaillé avec M. Moyer et d'autres chirurgiens pour trouver un antiseptique assez fort, mais assez sûr, pour utiliser sur des grandes parties du corps. En raison de leurs efforts, et d'autres chercheurs, des centaines de nouvelles applications médicales pour l'argent ont été trouvées. Un autre fait qui favorise l'argent colloïdal a été la récente révolution de la technologie de la production de l'argent colloïdal. Il est maintenant possible de produire beaucoup plus de colloïdes d'argent supérieures tels que les colloïdes d'Argent Souverain, à un coût beaucoup plus raisonnable qu'auparavant. Cette révolution de colloïde d'argent pourrait bien voir la science bouclé la boucle, car les antibiotiques deviennent de plus en plus hors de portée et n'arrivent pas à faire face à la nouvelle gamme de super-microbes comme le SARM que connaît le monde et d'être finalement remplacé par leur propre prédécesseur, l'argent colloïdal.

L'avenir de l'argent colloïdal est lumineux. Nous espérons qu'avec les avancées technologiques d'aujourd'hui, nous pouvons éviter les erreurs du passé et profiter de son large éventail d'avantages pour prévenir et traiter les troubles infectieux. Bien que les rapports sur l'utilisation de l'argent colloïdal couvrent les 100 dernières années, la recherche relative à son utilisation récente est limitée.

Toutefois, grâce à un nombre croissant de médecins, dentistes, vétérinaires, nutritionnistes et les utilisateurs satisfaits, de l'information concernant l'utilisation moderne de l'argent colloïdal augmente.

L'un des domaines d'intérêt a été la pertinence de l'argent colloïdal dans le traitement du SIDA. Dans une étude révolutionnaire, le Journal de la Nanotechnologie a publié une étude qui révèle que les nanoparticules d'argent tuent le VIH-1 et est susceptible de tuer pratiquement tout autre virus. Une découverte obscure mais cruciale a été faite dans les Laboratoires Upjohn du Département de Biochimie en 1991. Entre un certain nombre d'ions métalliques à l'essai, le Zn^2+ (zinc), le Cn^2+ (cuivre), et Ag^1+ (argent) se sont avérés être les plus efficaces des inhibiteurs de la protéase du VIH et de la rénine. C'était le premier rapport que l'argent est un inhibiteur de protéase hautement efficace. Au cours des années suivantes, cette même découverte serait faite plusieurs fois. Un an plus tard, cette même découverte a été faite au Centre Médical Universitaire à Genève, Suisse. Selon lui, les protéines de liaison des métaux sont des éléments importants des rétrovirus comme le virus de l'immunodéficience humaine (VIH). Par conséquent, les métaux peuvent être utilisés comme agents antiviraux. L'argent est un métal bactéricide hautement actif avec peu de toxicité pour les humains. Ces constatations ont ouvert une avenue importante pour la recherche. Beaucoup de recherches sont menées dans cette direction bien qu'un résultat concret n'est pas encore disponible, nous espérons que dans un avenir proche, l'argent colloïdal peut s'avérer être un élément essentiel dans le traitement du SIDA.

L'argent colloïdal sera également largement utilisé dans l'industrie des soins de la peau dans les années à venir. De plus en plus de personnes acceptent les vertus de l'argent colloïdal et son utilité pour la santé de la peau. Il a ouvert des portes pour l'utilisation de l'argent colloïdal dans les produits cosmétiques. L'industrie cosmétique s'accroît au rythme rapide et il est tout à fait approprié pour l'argent colloïdal d'en faire partie. L'argent colloïdal a déjà été utilisé comme ingrédient principal dans la fabrication du savon, qui s'est avéré être un grand succès. Le savon de l'argent colloïdal a fait ses preuves dans le traitement de divers troubles de la peau comme l'acné, les éruptions cutanées, le pied de l'athlète, etc. Il a également été constaté comme un argent de rajeunissement de la peau humaine. Il est aussi utilisé en lotion, shampoing etc. dans les années à venir, il peut être utilisé dans d'autres produits ménagers aussi.

Les scientifiques font également des expériences sur l'utilisation de l'argent colloïdal dans le domaine du traitement de maladies mortelles comme le cancer, etc. La façon dont les choses progressent, on peut dire que les jours ne sont pas loin quand l'argent colloïdal peut s'avérer être un remède contre le cancer aussi.

Dans l'ensemble, il semble que la sécurité et l'efficacité de l'utilisation de l'argent colloïdal dans le traitement de plusieurs dizaines de troubles de maladies infectieuses courantes est seulement limité par l'imagination et la créativité de ceux qui en sont atteints.

L'argent Colloïdal & Ses Utilisations Courantes

Le terme "Argent colloïdal" couvre une gamme variée de produits connexes, qui ont été utilisés comme agents antimicrobiens depuis au moins la fin des années 1800. Certains ont été produits par électrolyse, et certains ont été produits chimiquement. Il est resté en usage en tant que principal de tel produit jusqu'à environ 1938, lorsque la pénicilline a été conçue comme un moyen plus économique de la lutte contre les germes dans l'organisme humain. Depuis son développement initial, l'argent colloïdal a été principalement les particules d'argent en suspension dans l'eau.

La définition du mot "colloïde" a deux significations distinctes qui devraient se rappeler. La définition chimique de " colloïde " est, " un système dans lequel les particules finement divisées sont dispersées dans un milieu continu (comme l'eau) d'une manière qui les empêche d'être facilement filtrées ou sédimentées rapidement."

Il y a aussi des définitions Physiologiques et à Pathologiques de "colloïde" qui ont des sens totalement différents et non reliés à la définition de la définition chimique. La définition Physiologique est, "le produit gélatineux de la glande thyroïde, composé principalement de la thyroglobuline, qui sert comme le précurseur et la forme de stockage d'hormone thyroïdienne." La définition Pathologique est, "une matière gélatineuse résultant de la dégénérescence des colloïdes dans le tissu malade."

Le mot "colloïde/colloïdale" peut être utilisé pour référer à la fois gélatineux et non gélatineux. La définition chimique pourrait s'appliquer à ces deux types de produits, mais l'utilisation des définitions Physiologiques et Pathologiques pourraient être généralement appliquées aux produits à base gélatineux/protéine et même ça est difficile à moins que vous ignorez le fait qu'ils font expressément référence au produit de la glande thyroïde et des tissus malades.

Le seul effet secondaire négatif potentiel connu de "argent colloïdal" a été qu'avec de lourde l'utilisation prolongée des produits d'argent à base gélatineuse, un état esthétique appelé l'Argyrisme peut se développer. Selon l'Organisation mondiale de la santé (OMS 1993) et l'Agence américaine pour la protection de l'environnement l'argent ne pose pas d'effet toxique et que l'extrême l'utilisation excessive peut causer cette condition esthétique. (USEPA 1992, 2001) On croit que ces gélatines/protéines augmentent considérablement les chances que l'argent peut être déposé dans la couche épidermique de la peau. Imaginez de placer une poignée BBs ou de billes dans un bol d'eau ; ils vont immédiatement s'enfoncer au fond du bol. ...mais si vous placez ces mêmes objets dans un bol de Jell-o, ils ne vont pas couler au fond aussi facilement.

Ces additifs gélatineux sont requis seulement si la taille des particules d'argent est trop grande pour rester en suspension dans l'eau seulement. L'une des principales sources d'argent a été le nitrate d'argent, qui tend à être composé de très larges particules d'argent, d'où la nécessité d'une base de gélatine pour la maintenir suspendue. Avec des méthodes utilisant une partie de l'originale, mais principes d'électrolyse améliorées, il n'est plus nécessaire d'utiliser des bases de protéines ou gélatineux pour garder les particules d'argent en suspense. Si la taille des particules d'argent est assez petite, ils resteront simplement suspendus par mouvement brownien indéfiniment dans l'eau déionisée/distillée, ce qui réduit considérablement ou élimine la plupart des préoccupations pour développer de l'argyrie. Cela ne veut pas dire que c'est OK pour boire de grandes quantités d'argent et d'eau pendant de longues périodes ; il peut y avoir un certain niveau de trop d'argent, mais il est inconnu. Chaque nourriture consommable, boisson, supplément et drogues a probablement un niveau où il peut causer des effets nocifs. Un peu d'aspirine va soulager un mal de tête, mais la consommation d'une bouteille peut causer la mort.

Bien que l'argent soit trouvé dans la nature, sa présence est encore suffisamment rare pour lui donner une valeur semi-précieuse. L'argent est la plus chimiquement actif des métaux "nobles" et est plus difficile que l'or mais plus mou que le cuivre. Il est habituellement stable dans l'air et de l'eau pure mais se ternit au contact de soufre, sulfure d'hydrogène ou d'ozone. En raison de sa douceur et de propriétés de santé connues, l'argent a été utilisé pour des récipients de boissons, des bijoux et un moyen d'échange monétaire. La preuve de l'exploitation minière de l'argent a été trouvée dans l'Asie Mineure et la zone de la mer Égée aussi longtemps qu'à 3000-4000 ans avant Jésus-Christ.

L'Utilisation de L'Argent Colloïdal dans le Traitement de l'Eruption Cutanée

L'éruption cutanée ou l'irritation de la peau est habituellement une inflammation de la peau. Elle engendre le changement de couleur et la texture de la zone touchée. Éruption cutanée ou irritation de la peau pourrait être le résultat d'irritation, d'une maladie ou d'une réaction allergique. Les allergies pourraient être pour l'alimentation, les plantes, des produits chimiques, d'animaux, d'insectes ou d'autres facteurs environnementaux. Ce type d'irritation de la peau peut affecter l'ensemble du corps ou être spécifique à une zone. Les éruptions sur la peau du dos sont appelées Eruption du Dos. Bien que pas tous les éruptions cutanées sont contagieuses, certains pourraient l'être.

Les symptômes de l'irritation de la peau incluent des petites bosses rouges qui démangent ou ne démangent pas sur la peau. La personne affectée sent du picotement ou brûlure sur la zone touchée. Parfois, la peau peut être fissurée ou cloquée.

L'éruption cutanée peut se produire en raison d'une variété de raisons. Par conséquent, son traitement varie beaucoup aussi selon les causes. Le diagnostic devra prendre en compte des éléments tels que l'apparition de l'éruption, autres symptômes, ce que le patient peut avoir été exposé à, l'occupation, et l'occurrence dans les membres de la famille. Par conséquent, il est extrêmement important de décider dans quelle catégorie l'éruption tombe.

Des plaques cutanées squameuses qui démangent représentent habituellement une des conditions visées à l'éruption cutanée comme l'eczéma. La dermatite atopique est peut-être la forme la plus commune d'eczéma. C'est un problème de peau héréditaire qui commence souvent dans l'enfance comme des joues gercées et plaques squameuses sur le cuir chevelu, les bras, les jambes, et le torse. Dans la dermatite atopique, la peau devient extrêmement irritante et enflammée, provoquant la rougeur, l'enflure, la fissuration, pleurs, encroûtement, et desquamation.

La dermatite de contact est un terme souvent mal utilisé qui fait référence à une éruption provoquée par le contact avec un matériau spécifique qui provoque des allergies sur la peau. Des exemples communs sont le sumac vénéneux et des réactions à bijoux contenant du nickel. La dermatite de contact concerne seulement les parties de la peau touchées par un matériau quelconque provoque l'allergie.

Quand les infections apparaissent comme les éruptions cutanées, les responsables les plus courants sont les suivants les champignons ou les infections bactériennes. Les infections fongiques n'ont rien à voir avec l'hygiène car les gens propres l'obtiennent aussi. Malgré leur réputation, les éruptions cutanées fongiques ne sont pas contractées par les chiens ou autres animaux, ni facilement contractées dans les gymnases, douches, piscines, ou, vestiaires. Dans la plupart des cas, elles ne sont pas hautement contagieuses entre les gens. Dans la catégorie des éruptions cutanées causées par l'infection bactérienne, l'impétigo est le nom le plus commun. L'impétigo est causé par le staphylocoque ou les germes de streptocoque et est beaucoup plus fréquent chez les enfants que les adultes.

L'éruption virale est une autre variété d'éruption de peau provoquée par une infection virale. Les éruptions virales sont le plus souvent symétriques et partout sur le corps. Les patients atteints de telles éruptions cutanées peuvent ou peuvent ne pas avoir d'autres symptômes d'infection virale comme la toux, l'éternuement et maux d'estomac. Les éruptions virales durent habituellement quelques jours à une semaine et disparaissent de leurs propres.

L'irritation de la peau est très commune et émotionnellement endommageante. Ce qui triste est que les gens ne se rendent pas compte qu'il peut être traité facilement. En cas d'irritation cutanée pas causé par des infections, il est préférable d'éviter la cause spécifique, comme le matériel à l'origine de l'allergie. Toutefois, la plupart des éruptions cutanées sont causées par l'infection bactérienne dans les glandes uporygiennes des peaux. Cela peut se produire souvent en raison d'une surproduction d'huiles lors d'un déséquilibre hormonal. Par conséquent, son traitement exige quelque chose qui peut pénétrer et tuer les bactéries. Il existe de nombreux médicaments qui peuvent fonctionner mais certains font plus de dommages que de bien.

L'argent colloïdal est la solution toute-naturelle, sûre et peu coûteuse pour le traitement des éruptions cutanées. Il agit comme un antibiotique local et aussi un puissant agent anti-inflammatoire. Ainsi, il tue les bactéries à l'origine du problème et élimine également les réactions inflammatoires rouges qui démangent ! L'argent colloïdal est utile contre toutes les espèces de champignons, parasites, bactéries, protozoaires, et certains virus. L'argent colloïdal est la seule forme d'argent qui peut être utilisé en toute sécurité comme un supplément ; il est absorbé dans les tissus à un taux assez lent qui est non-irritant pour les tissus.

Contrairement aux antiseptiques, il ne détruit pas les cellules des tissus.

Récemment, les propriétés de l'argent colloïdal ci-dessus ont été incorporées dans la fabrication du savon à la bonne utilisation. Équipé de propriétés antimicrobiennes de l'argent colloïdal, ces savons performent des merveilles sur plusieurs conditions de peau, en particulier sur des éruptions cutanées. La plupart des éruptions cutanées réagissent rapidement à de bonnes qualités d'argent colloïdal, parce qu'il n'a pas seulement les deux vertus antibactériennes et actions antivirales, mais est aussi un immunosuppresseur pour de nombreuses conditions. La forme courante d'éruptions cutanées, comme le sumac vénéneux, le chêne et le sumac tous ont un effet immunitaire sur la réaction, avec une irritation de la peau, démangeaisons et souvent les cloques ou les plaies suintantes. L'utilisation régulière de savon contenant l'argent colloïdal arrête rapidement ces réactions, pour un soulagement béni. Le même se produit habituellement avec d'autres éruptions cutanées.

Les éruptions cutanées, y compris les types cinglants, sont fréquemment en raison de ce que nous mettons sur notre peau. L'une des causes est le savon, car il peut contenir un produit chimique artificiel qui produit un effet indésirable. Si vous avez un problème d'éruption, il est conseillé d'utiliser le type de savon qui est naturel à 100 % ou au moins un qui est sans odeur. Une éruption peut être nettoyée avec un mélange composé principalement d'aloe vera, argent colloïdal, propolis d'abeille, pau d'arco, et l'eau purifiée. Puis, enveloppez la zone avec de la gaze que l'on garde un peu humide, de sorte que le mélange reste sur l'éruption. Après quatre ou cinq heures, l'éruption devrait commencer à guérir.

Il vaut la peine de mentionner que toute infection externe de la peau prend longtemps à éliminer, même s'il semble d'être guéri en quelque jours ! En interne, les vaisseaux sanguins et le système lymphatique baignent chaque cellule toutes les quelques minutes, mais à l'externe des bactéries ont de nombreuses cachettes inaccessibles dans les couches de la peau, les follicules pileux et les pores, plus ils peuvent être sur un oreiller ou des vêtements et ainsi infecter de nouveau comme c'est souvent le cas. De plus, une éruption cutanée ou des boutons de la peau peuvent entraîner des dommages de tissus profonds, qui prendront le temps pour réparer, car les cellules de la peau humaine vivent environ 35 jours avant le remplacement.

Un savon contenant l'argent colloïdal peut pénétrer les tissus de la peau et détruire la plupart des bactéries ou arrêter une réaction du système immunitaire, mais ce savon doit être utilisé régulièrement, même si la peau semble géniale en quelques jours.

Conseils Pour L'Achat et la Production

Pas toutes les marques de l'argent colloïdal sont égales ou de la même qualité. Sélectionnez une marque qui est produite par la méthode électro-colloïdale, non chimique.

Examinez les ingrédients pour voir qu'il contient seulement de l'argent et de l'eau distillée ou déminéralisée. Si les ingrédients incluent un stabilisateur ou tous autres éléments traces, ça peut être une bonne idée de faire de la recherche sur ce produit bien.

 S'il est suggéré que l'argent colloïdal soit réfrigéré, c'est une indication d'un autre élément présent qui pourrait se gâter. L'argent colloïdal n'a pas besoin de réfrigération et doit toujours être protégé de congeler.

La couleur idéale de l'argent colloïdal doit être un jaune d'or, sauf s'il est produit sous forme concentrée à diluer, dans ce cas, il peut avoir une apparence grise verdâtre dense avec une fonte orange dans la lumière. (L'argent colloïdal concentré doit revenir à la couleur claire, jaune d'or après dilution) Une couleur plus sombre pourrait indiquer de plus grosses particules d'argent, ou que l'eau utilisée contient des minéraux... donc vérifier le produit.

L'argent colloïdal doit être emballé dans verre de couleur ambre ou en bleu cobalt, et le produit doit être stocké dans un endroit frais et sombre.

Questionnez le produit si l'indication dit : 'Secouez bien avant de l'utiliser'. L'argent colloïdal ne doit pas être secoué ou remué.

L'argent colloïdal est vendu et emballé dans une variété de façons. Il y a des vaporisateurs et des pulvérisateurs ; vaporisateurs et gouttes nasaux: pipettes : pommades et des solutions en compresse.

L'argent colloïdal- Surface des particules : D'autres facteurs à considérer lors de la recherche sur un produit d'argent colloïdal sont : La taille et la surface des particules, si l'information est disponible. Les produits d'argent colloïdal qui sont en fait des composés ne reflètent pas exactement la quantité d'argent dans le produit. En outre, c'est la surface de l'argent qui doit être exposé à la bactérie ou microbe, et les protéines ou les sels attachés aux particules d'argent bloquent en fait l'argent de son environnement.

Donc, la taille des particules est extrêmement importante, mais pour une raison à laquelle vous ne vous y attendez pas. Quand il s'agit d'argent colloïdal, plus la particule est petite, mieux qu'elle est.

En général, les fabricants d'argent colloïdal argent listent la concentration de l'Argent en ppm, parties par million. Cette mesure fait référence réellement aux poids ; le poids d'une part d'argent à un million de parts d'eau. Si les particules sont larges, la surface est en fait plus petite que si cette particule était divisée en plus petites particules. Imaginez une Cube de Rubik. En un seul morceau elle a une surface définie ; mais démontez-la et mesurez la surface des plus petites parties ; mais fractionnez-les à nouveau et ainsi de suite... et la surface est multipliée de façon exponentielle.

La Production d'Argent Colloïdal à la Maison : Il y a de bonnes raisons d'acheter un générateur et produire votre propre argent colloïdal à la maison. Vous pouvez contrôler la qualité et le prix. L'argent colloïdal peut être fait à la maison pour le coût de l'eau distillée et votre temps. De nos jours les générateurs de l'argent colloïdal se gèrent pratiquement eux-mêmes une fois qu'ils sont activés et vont s'éteindre eux-mêmes, donc votre temps ne sera pas un facteur. Il y a d'autres générateurs qui peuvent nécessiter l'assistance constante pour changer la polarité de la tension toutes les deux minutes lors de la production d'argent colloïdal concentré à diluer dans de grands volumes.

Si vous avez décidé que vous allez produire votre propre argent colloïdal à la maison, il y a quelques choses à considérer. Si vous souhaitez obtenir un bon argent colloïdal, une suggestion est de choisir un système qui utilise des tiges d'argent et de l'eau distillée comme les seuls ingrédients.

Vous devez utiliser de l'eau distillée de haute qualité dans la production de l'argent colloïdal. Pas l'eau du robinet, l'eau de puits, eau minérale, eau purifiée ou de l'eau désionisée. Toutes ces eaux contiennent trop de produits chimiques et minéraux et l'eau désionisée ne conduit pas suffisamment. L'eau est très importante si vous voulez contrôler votre production. Le choix de votre marque d'eau distillée peut parfois être un pari. Un bon principe de base : n'achetez pas le plus économique. Vous pouvez également faire des essais avec des marques d'eau distillée. Si votre argent colloïdal devient gris ou brun, l'eau distillée contient toujours trop de minéraux et donc ne sera pas bonne. Dans ce cas, vous devez recommencer avec votre production.

Si le fabricant du générateur propose d'ajouter du sel durant le processus pour augmenter la conductivité électrique et de réduire le temps de production, soyez averti que vous allez produire un composé d'argent et pas l'argent colloïdal pur. Le chlorure d'argent va toujours se produire en présence de n'importe quel sel. Aussi, par l'accélération du temps de production avec du sel, vous risquez d'avoir des particules d'argent qui sont trop larges pour rester en suspension dans l'eau pour très longtemps et les particules d'argent se sédimenteront au fond du récipient. Ça prend aussi plus de temps pour les composés de passer à travers le corps.

En remarque… une dose suggérée pour l'argent colloïdal est une cuillère à café par jour. Ce sujet ne sera pas traité ici, car il revient à l'individu. Mais commencez par une faible dose pour empêcher le corps à faire une désintoxication trop rapide. Une fois que l'argent se met à l'œuvre et le corps commence à décharger les toxines dans le sang pour être éliminés, vous pouvez commencer à vous sentir mal à l'aise si vous ingérez de grandes quantités. Si vous êtes malade au moment où vous commencez à prendre l'argent colloïdal, vous devriez toujours garder votre taux de consommation raisonnable.